ŒUVRES DE A. FRANCON

DE CLERMONT-FERRAND.

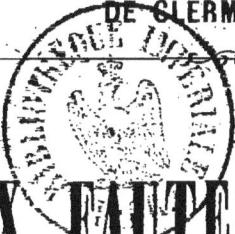

LES

DIX FAUTES CAPITALES

COMMISES PAR LA VILLE DE PARIS

CONTRE L'HYGIÈNE

ET LES

QUATRE CAUSES DE LA DÉPOPULATION DE PARIS
ET DES VILLES DE LA FRANCE.

> Chose étrange! l'hygiène est la reine des
> sciences, la plus utile des sciences, et l'hy-
> giène est dans une grande enfance chez tous
> les peuples de l'univers.

60 Centimes.

CLERMONT-FERRAND,

TYPOGRAPHIE FERDINAND THIBAUD, LIBRAIRE,

Rue Saint-Genès, 8-10.

1868.

HYGIÈNE.

Pour assainir notre planète, il faut fixer les eaux pluviales là où elles tombent.

Une rivière est une cause d'insalubrité en débordant et en tarissant.

Les surfaces humides qui viennent à dessication exhalent les miasmes du choléra, de la peste, du typhus et de la fièvre jaune.

La putréfaction des substances animales du poisson, des reptiles, est la vraie cause du miasme cholérique.

Les créatures qui respirent un air qui a été respiré cent fois respirent un air empoisonné.

Le feu dans un appartement est le grand purificateur de l'air. Dans les magnanières, il peut préserver les vers à soie des maladies qui les détruisent.

La respiration d'un air qui a été respiré cent fois peut produire la peste.

Une maison est homicide lorsque quatre ailes de bâtiment entourent une petite cour avec un seul passage, parce que l'air de la cour ne peut pas se renouveler.

Des maisons homicides se trouvent sur le boulevard de Sébastopol à Paris.

LES

DIX FAUTES CAPITALES

QUE COMMET LA VILLE DE PARIS

CONTRE L'HYGIÈNE.

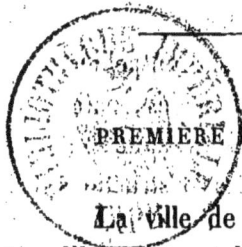

PREMIÈRE FAUTE DE PARIS CONTRE L'HYGIÈNE.

La ville de Paris commet une faute colossale contre
l'hygiène en tolérant les impasses, les maisons homicides et
l'encombrement dans les appartements.

Quelles sont les maladies qui sont produites par les rues
malsaines, les impasses et l'encombrement ?

Les impasses, les maisons malsaines et l'encombrement
sont les causes auxiliaires du choléra, de la peste, de la
fièvre jaune et du typhus. Il arrive souvent que l'encombrement et les habitations malsaines enfantent les maladies épidémiques sans le secours des miasmes étrangers.

Je défends ma doctrine par des faits historiques éclatants. Un historien anglais s'exprime ainsi : « En 1666,
» la ville de Londres fut réduite en cendres par un in-
» cendie fameux ; ce désastre eut un effet heureux, Lon-
» dres fut rebâtie en trois ans sur un plan vaste et nou-
» veau, et la peste qui désolait cette capitale très-souvent
» quand les rues étaient étroites et malsaines n'y a plus
» reparu. »

Description d'une ville saine.

La ville d'Alexandrie, bâtie par Alexandre, était parfaitement saine et peu sujette à la peste et aux maladies épidémiques.

Les principales rues d'Alexandrie avaient cent pieds de largeur, et toutes les rues de cette ville célèbre étaient ouvertes à tous les vents.

Je conclus qu'il est nécessaire que les rues d'une ville soient ouvertes à tous les vents pour être saines.

Clermont-Ferrand, Saint-Etienne, Lyon, Montpellier, Rouen, Genève, Londres sont des villes homicides, parce qu'elles sont pleines d'impasses, parce que les rues ne sont pas ouvertes à tous les vents, et parce que les constructions des maisons sont vicieuses.

De toutes les villes que j'ai vues, la ville de Passy est la plus saine ; ses rues sont ouvertes à tous les vents, et ses maisons sont saines, parce que trois ailes de bâtiment sont autour d'une cour carrée ; cependant les rues de Passy sont trop étroites, ce qui est une grande faute.

Les rues Saint-Denis, Saint-Martin, du Temple sont trop étroites et passablement saines, parce qu'elles sont ouvertes à tous les vents. Les rues Mazarine et de Seine sont malsaines, parce que, barrées par l'édifice de l'Institut, elles ne sont pas ouvertes aux vents du nord. Le boulevard de Sébastopol est une grande cause de salubrité, parce qu'il est ouvert à tous les vents. Ce même boulevard, à cause de sa largeur, est un rempart contre les miasmes. Une maladie épidémique peut sévir dans les quartiers situés au levant, et ne pas exister dans la partie de Paris située au couchant du boulevard.

Je conclus que Londres, que Genève, que Bruxelles, que

Lyon, que Rouen, que Paris sont exposés aux maladies épidémiques, parce que, dans ces villes célèbres, la masse de la population respire un air qui a été respiré cent fois.

Je conclus que Passy est moins exposé aux ravages du choléra que Paris, parce que la population de Passy respire un air plus pur que la population parisienne.

Préjugé des Parisiens sur les causes de la salubrité de Passy, et sur les causes de l'insalubrité de Paris.

L'air que la nature a donné à Paris est aussi pur que celui qu'elle a donné à la ville de Passy. Paris est malsain, parce que ses rues et ses maisons sont malsaines ; la salubrité de Passy est plus grande que celle de Paris, parce que les rues et les maisons de Passy sont plus saines que celles de Paris : la partie de Paris située entre les Tuileries et l'Arc-de-l'Etoile est plus saine que la partie de la capitale située entre les Tuileries et la Bastille, parce que les maisons et les rues entre les Tuileries et l'Arc-de-l'Etoile sont plus saines que celles du quartier Saint-Antoine.

Je conclus que la topographie de Passy n'est pas un préservatif dans les maladies épidémiques.

Je conclus que la nourriture succulente des riches de Passy n'a jamais été un préservatif dans le choléra.

Je conclus que le quartier Saint-Jacques, situé sur un monticule comme Passy, doit son insalubrité à ses rues et à ses maisons malsaines.

Je conclus qu'une table indigente est aussi saine qu'une table succulente.

Je conclus que la nourriture n'a aucune influence sur le choléra, la fièvre jaune et le typhus.

Je conclus que toutes les maladies épidémiques sont produites par la respiration d'un air empoisonné.

Question de l'encombrement.

J'enseigne que l'encombrement est une grande cause du choléra dans Paris. J'enseigne que les nombreux indigents qui se jettent dans la capitale sont des causes de toutes les maladies épidémiques. J'enseigne aux administrateurs de Paris que les maladies épidémiques naissent chez les pauvres étrangers accumulés chez les logeurs à Paris.

Je conclus que les impasses, que les rues malsaines, que les maisons homicides, que l'encombrement sont des causes auxiliaires puissantes du choléra.

SECONDE FAUTE COLOSSALE QUE COMMET LA VILLE DE PARIS CONTRE L'HYGIÈNE.

La ville de Paris, en tolérant la prostitution, commet une grande faute : le mal vénérien dépeuple toutes les grandes villes de la France et de l'Europe ; le mal vénérien dépeuple le Mexique et le jeune empire américain créé par les Portugais ; le mal vénérien dépeuple les deux cents colonies européennes établies dans toutes les parties du globe ; le mal vénérien est la cause de la plus grande dégénération physique de l'homme. Les Parisiens corrompus dès l'âge de huit ans par les scandales des raccrocheuses, sont tellement crétins, qu'ils sont pour la plupart incapables de supporter les fatigues de la guerre. A Clermont-Ferrand, les familles éteintes par le mal vénérien sont nombreuses.

Je donne à mes lecteurs l'historiette d'un charpentier qui me doit et qui a fait banqueroute. Ce charpentier, étant ouvrier, s'est bien conduit. Il entre dans le mariage assez jeune, il est père de trois enfants : à l'âge de quarante ans, il se livre aux femmes. Lorsqu'il attrape le mal de Vénus, il prononce sa condamnation ; il confesse hautement que sa femme vaut plus que lui, et il exhorte ses ouvriers de ne pas marcher sur ses traces. Aussitôt qu'il se trouve guéri, il court aux femmes : en buvant avec ses compères, il s'est vanté d'avoir neuf maîtresses. Voilà l'histoire d'un père barbare qui infecte sa femme du mauvais mal, qui ruine ses enfants par le crime de l'adultère, qui scandalise ses enfants, ses ouvriers et le public, et qui devient insolvable.

Quels sont les moyens capables d'arrêter tous ces désordres ? Les grands philosophes enseignent que les adultères des deux sexes doivent perdre leur tête ou leur liberté. Dans le Céleste-Empire, les adultères sont déclarés esclaves de l'Etat. Cette loi est tellement protectrice, que les Jésuites sont les admirateurs de la chasteté des Chinois.

Préjugé des Parisiens sur les causes du mal de Vénus.

Un commensable me tient ces paroles :

« Monsieur, je suis affecté du mauvais mal. J'ai fréquenté une femme de confiance, je pense que dans mes amours j'ai manqué de modération. »

Un professeur de l'Ecole de médecine de Paris s'exprime ainsi : « Messieurs, il arrive assez souvent que le mal de Vénus se déclare chez des conjoints qui vivent sagement; dans ces cas, nous donnons le tort au mari. »

Réflexion.

Les médecins de Paris font croire aux Parisiens qu'ils prennent le mauvais mal s'ils manquent de modération dans leurs amours. Je déclare que les médecins induisent en erreur les habitants de notre capitale.

J'enseigne qu'une fille qui a pris la maladie vénérienne dans le ventre de sa mère ne guérit jamais radicalement.

J'enseigne qu'en vivant sagement, cette fille peut donner le mal de Vénus à son mari à vingt ans, à trente ans, à soixante ans.

J'enseigne qu'une jeune fille, issue d'une mère vénérienne, peut donner le mauvais mal à huit ans.

J'enseigne que les profanateurs des filles mineures se trouvent souvent pris par le mal de Vénus contre leur attente.

J'exhorte les Parisiens à se persuader que les lois françaises qui punissent les impudiques sont loin et très-loin d'être protectrices.

J'exhorte de toutes mes forces nos législateurs à se persuader que la séduction d'une épouse est un attentat à la pudeur; que la profanation d'une fille mineure est un attentat à la pudeur; que le viol est un attentat à la pudeur; que le raccrochage chez les deux sexes est un attentat à la pudeur.

J'exhorte nos législateurs à se persuader que les philosophes du premier ordre ont enseigné que les attentats à la pudeur doivent souvent être punis par la peine capitale chez les deux sexes.

TROISIÈME FAUTE QUE PARIS COMMET CONTRE L'HYGIÈNE.

La ville de Paris commet une faute colossale contre l'hygiène en punissant les falsificateurs des aliments avec une coupable indulgence.

Les philosophes du premier ordre enseignent qu'une loi peut être cruelle et barbare par son excessive sévérité et par sa grande indulgence. J'enseigne ici que la loi qui punit les falsificateurs est cruelle envers les Parisiens vertueux ; j'enseigne qu'une loi, pour être sage, doit délivrer les Parisiens du fléau des falsificateurs.

Paroles d'un marchand de vin.

Je dis à un marchand de vin, que la police de Paris était active pour connaître les falsificateurs des vins et les citer devant les tribunaux. « Ce n'est point la loi qu'un falsificateur craint, il craint bien plus l'opinion publique. » Nos législateurs sont condamnés sans appel par ce marchand de vin. Une loi qu'on ne craint pas, n'est pas une barrière entre l'homme et le crime. Toute loi pénale qu'on ne craint pas est une loi fausse et inutile : une vraie loi pénale doit être terrible, afin qu'elle soit une barrière entre l'homme et le crime.

Je conclus que nos législateurs sont condamnés sans appel par ces paroles du marchand de vin : « Ce n'est pas la loi qu'un falsificateur craint. »

Je conclus que le falsificateur des aliments est assez coupable, dans certains cas, pour porter sa tête à l'échafaud.

Je corrobore mes conclusions par les doctrines des philosophes qui enseignent qu'un législateur doit tuer celui qui a tué ; je corrobore mes conclusions par les délibérations des conseils généraux qui ont fait des vœux pour que les falsificateurs soient punis plus sévèrement. Je corrobore mes conclusions par les gémissements des Parisiens.

Un Parisien me parle ainsi : « Tous les jours on punit des falsificateurs, et le nombre est toujours le même, parce que les falsificateurs sont punis trop légèrement. » Les paroles de ce Parisien renferment pour nos législateurs une grande instruction ; ces paroles apprennent que les faibles lois pénales sont pour le crime un véritable encouragement, et qu'elles sont des fléaux au lieu d'être des bienfaits.

Maladies produites par les falsificateurs.

Les falsificateurs ne sont pas des causes du choléra, comme se l'imaginent les Parisiens. Si les falsificateurs étaient la cause du choléra, cette terrible épidémie serait endémique et épidémique à Paris ; les aliments liquides et solides sont toujours et toujours falsifiés dans la capitale. Les falsificateurs donnent aux Parisiens de mauvaises gastrites et des dartres rebelles à tous les médicaments. Le vin amélioré par la cannelle, est un vin falsifié, capable de produire des dartres en rendant le sang phlogistique. Le vinaigre falsifié avec l'acide sulfurique peut, à la longue, désorganiser l'estomac et causer la mort. Bien souvent les maladies produites par les aliments falsifiés sont incurables ; parce que le tube intestinal est vraiment désorganisé par les aliments falsifiés. Un estomac irrité arrive à une guérison ; un estomac désorganisé est peu curable.

J'exhorte de toutes mes forces nos législateurs à délivrer la capitale et la France du fléau de la falsification des aliments.

Je fais mention à mes lecteurs de deux accidents qui me sont arrivés à Paris. Lorsque je faisais mes études à Paris, j'achète au marché Saint-Germain le quart d'une tourte de pain. Lorsque je mangeais ce pain, je souffrais une grande douleur dans l'estomac, pendant la durée de la digestion ; lorsque la digestion était faite, la douleur disparaissait. Au bout de deux jours, je porte le pain qui me restait au marchand qui me l'avait vendu. Il le reprend. Je prends du pain chez un boulanger, et la douleur de l'estomac disparaît.

Il est clair que ce pain beau et bon était falsifié, et capable de faire beaucoup de mal à des enfants.

L'an 1860, je prends le soir un repas chez un restaurateur; au milieu de la nuit, une violente douleur d'entrailles me réveille; je suis tourmenté par cette douleur pendant deux heures, elle est cependant diminuée par un large dévoiement. Ces deux accidents me sont arrivés à Paris seulement. Tout porte à croire qu'il faut rapporter ces deux accidents à des aliments falsifiés.

QUATRIÈME FAUTE COMMISE PAR LA VILLE DE PARIS.

La ville de Paris commet une faute colossale en arrosant les rues de Paris. J'enseigne et j'enseignerai toujours que pour assainir un pays, il faut détruire les surfaces humides, et que l'arrosement des rues est une faute colossale contre l'hygiène.

J'enseigne que la respiration d'un air humide est une grande cause de toutes les maladies de poitrine. J'enseigne que la respiration d'un air humide sans le refroidissement d'aucune partie du corps produit le croup, la pneumonie et les tubercules pulmonaires.

Je défends ma doctrine par des faits historiques, nombreux et éclatants. Les tubercules pulmonaires sont endémiques à Paris, à Marseille, à Londres, à Genève, parce que dans ces villes les populations respirent continuellement un air humide : les vaches, chez les nourrisseurs de Paris et des autres villes, deviennent phthisiques, parce qu'elles respirent toujours dans les étables un air humide; les animaux de la ménagerie du Jardin des plantes de Paris périssent souvent par les tubercules pulmonaires, parce qu'ils respirent continuellement un air humide.

Erreur des professeurs de l'école de Paris sur les causes des tubercules pulmonaires.

Lorsque j'étudiais la médecine à Paris, les professeurs enseignaient que la respiration d'un air poudreux est la cause des tubercules pulmonaires. Ces célèbres professeurs sont réfutés d'une manière péremptoire par les habitants de l'Egypte, du Sahara, de l'Arabie, de la Palestine, qui respirent pendant la majeure partie de l'année un air poudreux, et qui ne savent point ce que c'est qu'un poitrinaire. Nous sommes forcé de conclure que la respiration d'un air poudreux ne produit point les tubercules du poumon. A Paris, à Londres, à Marseille, à Genève, on respire continuellement un air humide : nous sommes forcé de conclure que la respiration d'un air humide produit les tubercules pulmonaires.

Réflexion.

J'appelle l'attention des Parisiens. J'enseigne que la masse de la population de Paris qui respire un air qui a été exhalé par des poitrinaires subit l'inoculation des tubercules pulmonaires.

Un mot, en passant, sur le crétinisme de Chambéry. A Genève, le sexe est beau ; à Chambéry, les femmes sont hideuses ; leurs figures sont verdâtres et généralement elles sont affectées du crétinisme. Le crétinisme est une cause de dépopulation dans une grande partie de la Suisse, comme les tubercules du poumon sont une cause de dépopulation à Paris et à Londres.

J'enseigne que la population de Chambéry qui respire un air exhalé par des crétins s'inocule le virus du crétinisme.

Que faut-il faire pour combattre contre les tubercules à Londres, à Paris, à Marseille et à Genève? que faut-il faire pour combattre contre le crétinisme à Chambéry?

Dans ces villes il faut supprimer les impasses; il faut ouvrir les rues à tous les vents; il faut assainir les maisons; il faut empêcher l'encombrement; il faut diminuer le paupérisme des villes. Les pauvres toujours et toujours sont une cause des maladies épidémiques et chroniques en corrompant l'air par le manque de linge et par l'entassement dans des maisons malsaines.

J'ai parcouru les rives de la Saône, l'on m'a dit que les villes et les villages situés sur les rives de cette rivière étaient sujets aux maladies épidémiques à cause des débordements.

Que faut-il faire pour assainir les rives de la Saône? Il faut fixer les eaux pluviales là où elles tombent pour prévenir les débordements de la Saône; il faut, dans les villes et villages, supprimer les impasses, ouvrir les rues à tous les vents, assainir les maisons, empêcher l'encombrement et diminuer le paupérisme.

J'exhorte nos législateurs que j'ai à cœur d'éclairer qu'il faut déployer une grande vigueur pour assainir la France. Il faut fixer les eaux pluviales là où elles tombent, pour prévenir les débordements des fleuves; il faut aussi fixer les eaux pluviales où elles tombent pour prévenir la dessication des rivières. Une rivière est une grande cause d'insalubrité, lorsqu'elle déborde et lorsqu'elle vient à tarir.

Que faut-il faire pour assainir les rives de la Seine? Il faut prévenir ses débordements, parce que la dessication des lacs artificiels donne naissance à des miasmes dévastateurs. Il faut aussi prévenir la mortalité du poisson produite par une petite quantité d'eau. En fixant les eaux pluviales dans les endroits où elles tombent, les lacs souterrains se rempliront et donneront naissance à une infinité de sources pour fertiliser les terres et pour faire vivre les poissons.

La dessication des lits des rivières est rare en France, mais elle arrive assez souvent dans l'Algérie. Il est certain, et très-certain que le boisement des montagnes est la base de l'agriculture et de l'hygiène.

CINQUIÈME FAUTE QUE COMMET PARIS.

La ville de Paris commet une faute contre l'hygiène, en laissant couler dans les rues les eaux ménagères et les urines dans les anciens quartiers de Paris. Il est vrai que dans les nouvelles rues les eaux ménagères tombent dans les égouts directement; mais, dans le vieux Paris, les eaux ménagères coulent dans un grand nombre de rues. Il est vrai que dans les lieux aux urines, celles-ci tombent directement dans les égouts, dans les nouvelles rues; mais en bien des endroits, les urines coulent dans les rues avant de descendre dans les égouts.

Quelles sont les maladies produites à Paris par les eaux ménagères et les urines qui coulent dans les rues?

Les eaux et les urines augmentant l'humidité de l'air, produisent toutes les maladies de poitrine, le croup, la pneumonie et les tubercules. Les eaux ménagères et les urines, contenant des atômes de substances animales, donnent naissance à des miasmes, et sont des causes auxiliaires des maladies endémiques et épidémiques qui déciment la population de la capitale.

De toutes les villes que j'ai vues, la plus propre est la ville de Bruxelles. Les rues de Bruxelles sont aussi propres que les appartements. A Bruxelles, on lave les cours, les passages, les cuisines et les chambres. Il est certain que cette propreté qu'on trouve vétilleuse en France, est une cause de la salubrité de la ville, et cette propreté fait honneur aux administrateurs.

A Aurillac, à Rouen, les eaux ménagères et les urines coulent dans les cours et les passages avant d'inonder les rues; en me promenant dans les rues de Rouen, j'étais incommodé par la mauvaise odeur exhalée par les eaux ménagères. Il est certain que les eaux ménagères sont dans ces villes une grande cause des maladies de poitrine et des maladies épidémiques.

La ville de Montpellier est malpropre d'une manière extraordinaire; dans toutes les rues on est incommodé par l'infection provenant des matières fécales; il paraît que les maisons manquent de latrines, ce qui est un grand inconvénient et une grande cause d'insalubrité.

Je dirai qu'à Londres, qu'à Paris, qu'à Marseille, qu'à Bruxelles, qu'à Montpellier, qu'à Genève, les lieux aux urines ne sont pas assez nombreux; je dirai encore que, dans toutes ces villes, les lieux aux urines sont indécents et qu'il faut renoncer à tout sentiment de pudeur pour les tolérer.

SIXIÈME FAUTE QUE COMMET PARIS.

La ville de Paris commet une faute contre l'hygiène en souffrant que les immondices de Paris se putréfient aux rayons du soleil. Ces immondices renferment des substances animales qui exhalent des miasmes malfaisants et qui sont des causes auxiliaires dans les maladies endémiques et épidémiques. Les immondices que l'on fait putréfier doivent être couverts avec de la terre pour comprimer les miasmes que produisent toutes les substances animales en putréfaction. Les jardiniers font une faute contre l'hygiène en répandant dans les jardins des fumiers qu'ils laissent à la surface, voulant arroser sur du fumier. Les fumiers qui ne sont pas béchés dans terre lancent dans l'air des miasmes dangereux.

Réflexion.

Je pense que les médecins qui ont enseigné que les végétaux en se putréfiant aux rayons du soleil engendrent des miasmes, sont dans l'erreur; tous les cultivateurs font du fumier avec des végétaux sans engendrer des miasmes dangereux; toutes les observations portent à croire que la putréfaction des végétaux n'exhale pas des miasmes dangereux. Je pense que les miasmes cholériques attribués à la putréfaction des végétaux sont un préjugé : toutes les observations portent à croire que les substances animales et les œufs des poissons sont les seules matières qui donnent naissance aux miasmes. Il faut placer au nombre des fables les animalcules, l'électricité et la puissance magnétique, comme causes du choléra-morbus. Toutes les observations portent à croire que les préservatifs du choléra sont en notre pouvoir. La ville de Passy sera toujours préservée des maladies épidémiques qui décimeront la population de Paris, parce que les rues de Passy sont ouvertes à tous les vents, parce que les maisons de Passy sont saines, parce que les habitants ne sont pas entassés dans des appartements malsains. Si les animalcules, l'électricité, la puissance magnétique étaient les causes du choléra, cette terrible maladie sévirait à Passy comme à Paris.

Je conclus que les causes de la salubrité de Passy renferment la plus grande instruction pour les administrateurs de la capitale de la France.

SEPTIÈME FAUTE COMMISE PAR LA VILLE DE PARIS.

La ville de Paris commet une faute contre l'hygiène en tolérant les corsets et les pantalons des jeunes filles. Les corsets et les pantalons s'opposent au développement des os du bassin, et ne sont pas étrangers à la mortalité des Parisiennes qui périssent en grand nombre des suites de l'enfantement. Lorsque j'étudiais la médecine à Paris, les médecins gémissaient de ce qu'ils perdaient un si grand nombre de femmes en les accouchant. Les professeurs de l'Ecole attribuaient la grande mortalité des femmes en couche à une grave dégénération physique.

Un jour, au Palais royal, dans le mois de juin, une petite fille éprouve un besoin; cette petite ne peut se débarrasser de ses vêtements, et deux bonnes vont débrouiller les jupes et le pantalon de la petite fille.

J'enseigne que les habits qui accablent les deux sexes à Paris sont une grande cause de la dégénération physique des Parisiens.

J'enseigne que l'habit est le grand ennemi du corps, en gênant le développement des membres.

J'enseigne que le vêtement est un besoin moral et non physique.

J'enseigne que les nègres sont supérieurs en force de corps aux blancs, parce qu'ils sont presque nus.

J'enseigne que les enfants seraient plus robustes s'ils avaient une blouse pour tout vêtement.

En me promenant sur la promenade du Pérou, à Montpellier, je fis des reproches à une mère, parce qu'elle accablait son enfant de vêtements. « Sachez, Monsieur, me

» répond la mère, que les maladies arrivent par le froid et
» jamais par le chaud. »

Cette mère se trompait fortement. Puisque les maladies
arrivent par le froid, il faut accoutumer le corps humain à
toutes les injures de l'air et le rendre insensible au froid.

Les vêtements qui accablent les enfants les rendent très-
sensibles au froid et très-délicats. Nous n'avons jamais froid
à la figure parce que la figure n'est jamais couverte. Nous
n'aurions jamais froid à la poitrine, si, dès l'enfance, notre
poitrine n'était point couverte. Nous marcherions sans dan-
ger sur la glace, si nous ne connaissions pas les chaussures.
Je conclus que l'habit est un besoin moral et non physique.

Je conclus que les vêtements sont une grande cause de
la dégénération de l'homme civilisé.

Je conclus que l'habit est le grand ennemi du corps dans
tous les climats.

Je conclus que le vêtement est un besoin moral à cause
du péché d'Adam.

J'exhorte nos législateurs à se persuader que les Français
sont incapables de supporter les fatigues de la guerre, si
elles sont grandes, et que les vêtements sont une des causes
de la profonde dégénération physique des Français.

HUITIÈME FAUTE COMMISE PAR LA VILLE DE PARIS.

La ville de Paris commet une faute contre l'hygiène en lavant les enfants avec de l'eau tiède ; l'eau tiède rend le
corps délicat et sensible au froid. En Angleterre, on ac-
coutume par degré les enfants à l'eau froide ; et cet usage
des Anglais augmente la force du corps. Le général Suva-

row se faisait jeter de l'eau froide sur le corps tout nu, afin de fortifier son tempérament.

Les anciens Lacédémoniens prenaient des bains froids dans toutes les saisons de l'année ; dans la Laconie, ils marchaient pieds nus dans l'été comme dans l'hiver ; ils portaient très-peu de vêtements ; et en supportant les grandes fatigues de la guerre, ils n'étaient jamais malades.

Il est certain et très-certain qu'une éducation molle est la perdition du corps. J'exhorte nos législateurs à s'occuper de l'éducation du corps, dans le but de diminuer l'horrible mortalité de nos soldats dans nos expéditions militaires. Les Gaulois, nos ancêtres, sans être malades, firent la guerre en Espagne, en Afrique, dans les armées carthaginoises ; nos armées ont été presque détruites dans l'Algérie, en Égypte, à Saint-Domingue et en Russie, par les maladies.

J'exhorte nos législateurs à se persuader que l'affreuse mortalité de nos armées doit être attribuée à une profonde dégénération physique. Je les exhorte à se persuader qu'il faut aider la nature et augmenter la force du corps par une savante éducation. L'histoire n'enseigne pas que les armées des anciens Romains et des Lacédémoniens ont été quelquefois détruites par les fatigues de la guerre et les maladies.

Question médicale philosophique.

L'insalubrité de l'Europe, l'insalubrité de l'Afrique, l'insalubrité de l'Asie, sont-elles plus intenses aujourd'hui que dans les temps antiques ? Je suis porté à répondre affirmativement. Je pense que l'insalubrité de notre planète est généralement augmentée par le déboisement des montagnes et par la culture des terres dont la pente est rapide. Dans le monde, on n'a encore rien fait pour fixer les eaux là où elles tombent, et les rivières rendent les plaines malsaines, soit en débordant, soit en tarissant. La science de l'hygiène est en France dans l'enfance; dans les autres parties de l'Europe et du monde, cette science, d'une haute importance, est ignorée complétement. La dégradation de notre planète continue. On dit même que dans nos colonies on déboise les montagnes et qu'on les met en culture.

Je conclus que, pour assainir notre planète, il faut fixer les eaux pluviales là où elles tombent.

Je conclus qu'il faut rapporter l'horrible mortalité de nos soldats au crétinisme des Français.

Je conclus que nos législateurs peuvent faire cesser le crétinisme des Français en réglant par de sages lois l'éducation physique des enfants de la France.

Dans le chapitre suivant, j'enseignerai la base de l'éducation du corps en réformant l'allaitement des nouveaux-nés.

NEUVIÈME FAUTE COMMISE PAR LA VILLE DE PARIS.

La ville de Paris commet une faute colossale contre l'hygiène, en souffrant que les nouveaux-nés soient allaités par les mères ou les nourrices. J'enseigne à la France que les trois quarts des Françaises sont incapables d'allaiter leurs enfants. J'enseigne aussi que les femmes de la France sont trop sujettes aux maladies pour avoir un lait de bonne qualité. J'enseigne qu'il faut remplacer l'allaitement ordinaire des nouveaux-nés par un nouveau mode d'allaiter les enfants.

J'exhorte nos législateurs à remarquer que les fils sont inférieurs en force de corps à leurs pères. Je les exhorte aussi à remarquer que les filles surtout sont tombées dans une dégénération physique si grande, que, dans la ville, il n'y a point de femmes robustes. Dans mes écrits, je signale toutes les causes de la dégénération physique de l'homme civilisé; mais dans ce chapitre je combats seulement les vices de l'allaitement.

Quelles sont les femelles qui conviennent à l'allaitement des enfants nouveaux-nés?

Les ânesses, les juments, les chèvres et les biches, peuvent avec avantage remplacer les femmes-mères pour allaiter les enfants. Les laits d'ânesse et de jument se rapprochent du lait de la femme; cependant le lait de la chèvre et de la biche font des enfants robustes. Le lait de la brebis ne convient pas, parce qu'il est trop substantiel et parce que la brebis est sujette à un grand nombre de maladies. La chèvre est plus saine et plus robuste que la brebis, et comme nourrice des enfants, elle doit être préférée à la brebis.

Quels peuvent être les inconvénients des laits des animaux? Les laits des animaux sont toujours plus sains, plus parfaits que le lait de la femme, souvent maladive; mais les laits de toutes les femelles des animaux peuvent être trop substantiels pour les nouveaux-nés. On peut remédier à ce défaut en nourrissant les animaux uniquement avec des herbes, et en donnant aux nouveaux-nés de l'eau panée, une légère infusion de thé ou du café sans sucre.

Sage emploi du lait d'ânesse.

Il est absolument nécessaire que l'enfant tette l'animal; le lait d'ânesse ou de chèvre que l'enfant boit dans une tasse lui cause des indigestions. J'en donne raison, lorsque l'enfant tette, le mouvement des mâchoires et de la langue provoque l'exhalation de la salive qui est nécessaire pour

la digestion. Les faits prouvent que les allaitements artificiels sont dangereux pour les enfants; et les faits prouvent
que les allaitements naturels sont bienfaisants.

Réflexion.

Si une mère désire allaiter, elle peut le faire sans nuire
à son enfant, pourvu qu'elle se fasse aider par une chèvre
ou par une ânesse. En France, on fait une grande faute en
sevrant les enfants au bout d'un an; les enfants doivent teter pendant au moins deux ans; parce que l'enfant, en te-
tant, imbibe le lait de sa salive, ce qu'il ne fait pas lorsqu'il mange. J'ai observé que tous les enfants de la campagne
sont sujets à la lieuterie, produite par des indigestions.
Lorsque l'enfant mange à l'âge d'un an, il n'a pas l'esprit
de mâcher ses aliments, et il est sujet à des indigestions et
d'autres maladies.

Immense avantage du lait d'ânesse.

Le lait des animaux présente la plus grande ressource
aux médecins et aux familles. Si l'enfant est dartreux, le
lait de l'ânesse tout seul, sans aucun médicament, suffit
pour guérir, puisque le lait de vache peut guérir les adultes
dartreux. Si l'enfant est scrofuleux ou vénérien, l'on peut
rendre le lait de l'ânesse médicamenteux, en administrant
à l'ânesse, extérieurement et intérieurement, les divers remèdes qui ont pour base le bromure, l'iode et le mercure.

Je conclus que le lait de l'ânesse peut être tout à la fois
une parfaite nourriture et un puissant médicament.

Réflexion.

J'ai demandé à une marchande de lait d'ânesse de Cler-

mont-Ferrand si elle croyait que les ânesses se laissassent teter par les enfants. « Parfaitement, m'a répondu la mar-
» chande ; mes enfants ont été allaités par mes ânesses, et
» ils n'ont jamais été malades. Au commencement, nous
» levions un pied de l'ânesse, par précaution ; mais comme
» nous avons vu que les ânesses ne bougeaient pas, nous
» avons cessé de lever un pied de devant, et il n'est jamais
» arrivé le moindre accident. » Je dirai même, pour tran-
quilliser les mères de famille, que les animaux prennent pour les enfants un grand attachement en les allaitant.

Je conclus que l'allaitement des enfants par les ânesses et les chèvres ne présente aucun inconvénient.

Je conclus qu'un sage gouvernement doit encourager l'allaitement des enfants par les ânesses dans le but de diminuer le crétinisme.

Je conclus que le lait d'ânesse est la nourriture la plus parfaite qu'on puisse procurer à un enfant.

Je conclus que l'ânesse, que la jument, que la chèvre, que la biche peuvent allaiter les enfants d'une manière avantageuse.

Je conclus qu'un enfant ne doit être sevré qu'après deux ans d'allaitement.

Je conclus qu'un sèvrement anticipé est une grande cause de la dégénération physique des Français.

DIXIÈME FAUTE COMMISE PAR LA VILLE DE PARIS, CONTRE L'HYGIÈNE, ENVERS LES ANIMAUX.

Les maladies que prennent les animaux à Paris sont, pour les Parisiens et les médecins, de grandes leçons. Les animaux du Jardin des plantes deviennent tuberculeux, parce qu'ils respirent presque toujours un air humide dans leurs loges. Les vaches des nourrisseurs deviennent tuberculeuses dans les étables, parce qu'elles respirent toujours un air humide, et parce qu'elles respirent toujours un air qui a été respiré cent fois.

J'appelle l'attention de mes lecteurs.

J'enseigne que la respiration d'un air humide et d'un air qui a été respiré cent fois produit chez les Parisiens les tubercules pulmonaires qui déciment la population.

Je pense pouvoir enseigner que la respiration d'un air humide est la vraie cause de la morve chez les chevaux. J'ai visité les écuries de la Compagnie des omnibus : les chevaux sont en trop grand nombre dans ces écuries, et les chevaux sont forcés de respirer un air qui a été respiré cent fois. Les écuries de Paris sont assez malsaines ; il y en a qui sont situées dans des tréfonds. J'appelle léthifères les étables situées dans les tréfonds.

Peste des animaux.

Que faut-il faire si une peste vient à sévir sur les vaches ou les chevaux ?

Il faut isoler toutes les bêtes : il est inutile d'abattre les bêtes malades ; un cheval malade isolé ne donne point sa maladie aux autres chevaux sains qui ne respirent pas l'air respiré par un cheval malade. En Angleterre et dans la Belgique des bêtes à cornes malades ont été abattues inutilement. Toute bête isolée et malade ne donne pas sa maladie aux bêtes saines qui ne respirent pas un air respiré par des bêtes malades. Les bêtes malades sacrifiées ruinent les cultivateurs et font tort aux consommateurs.

Dans tous les villages de la France, l'on viole l'hygiène envers les hommes et les animaux. Dans une étable dans les villages, il y a un coin pour les pourceaux, un autre coin pour la volaille, une place pour les vaches et un lit pour un laboureur. Les étables sont plus basses que la rue et que les jardins pour tirer profit de l'urine ; et l'on s'imagine que l'air chaud des étables est plus parfait et plus salutaire que celui qu'on respire dans les appartements. Il est certain que les fautes que l'on fait dans les villages sont des grandes causes des maladies des animaux qui souvent ruinent les cultivateurs. J'ai voulu éclairer les cultivateurs en leur disant qu'ils doivent sortir, pendant trois heures au moins par jour, des étables, les animaux pour leur faire respirer un air plus pur : mais il m'est impossible de leur persuader que les étables malsaines et que l'encombrement sont les causes de la peste des animaux.

Je conclus que les législateurs seront les bienfaiteurs des classes laborieuses, si les lois forcent les hommes à observer l'hygiène.

Erreurs de la masse des hommes sur les causes des maladies épidémiques qui déciment souvent nos soldats et nos chevaux.

L'opinion publique attribue le typhus qui décime nos soldats aux grandes fatigues et à une nourriture indigente ; c'est une erreur grave et monstrueuse : l'encombrement a toujours été la grande cause du typhus ou de la dyssenterie qui ont souvent décimé nos armées.

Je défends ma doctrine par un fait éclatant qui est arrivé depuis quelques années à Clermont-Ferrand. Dans le mois d'août, une fièvre typhoïde se déclare en même temps à l'Hôtel-Dieu, à l'hospice des aliénés, dans les prisons et dans quelques casernes : les administrateurs de la ville sont en mouvement ; ils tiennent délibération ; ils font cesser partout l'encombrement, et la typhoïde n'a aucune suite.

Il est manifeste que la nourriture, que l'importation d'un miasme n'ont pas été les causes de cette maladie épidémique.

Il est manifeste que l'encombrement a été la cause unique de cette fièvre typhoïde à Clermont-Ferrand.

Aujourd'hui, il y a des journaux qui veulent faire croire que le manque de vivres produit la fièvre typhoïde dans quelques pays de l'Europe. Dans l'Europe et dans l'univers, on attribue la peste aux tremblements de terre, aux comètes : ce sont des erreurs aussi graves que grossières.

Je conclus que la respiration d'un air empoisonné est la grande cause de la peste des hommes et de la peste des animaux.

Je conclus que, pour arrêter la peste des animaux, il faut isoler les chevaux, les vaches, les moutons, les porcs, les poules et les lapins.

Je conclus que, pour prévenir la peste des animaux, il faut assainir les étables et éviter l'encombrement.

Je conclus que l'encombrement tout seul est capable de produire la peste chez les hommes et chez les animaux.

Je conclus que le Gouvernement français perd un grand nombre de chevaux, parce que ces précieux animaux sont encombrés dans les écuries.

Dans ce chapitre, je signale quatre grandes causes de la
dépopulation de Paris.

~~~~~~~~~~~~~~~

PREMIÈRE CAUSE DE LA DÉPOPULATION DE NOTRE CAPITALE.

Les économistes dépeuplent Paris en prêchant le système du petit nombre d'enfants. Les économistes sont assez
impertinents, assez insolents pour enseigner que le paupérisme en Angleterre et en France est le fruit d'une population excessive, et que les famines, dans tous les siècles,
ont été les résultats d'un très-grand nombre d'hommes.

Les économistes enseignent des erreurs monstrueuses.
La France n'est pas trop peuplée, puisque les bras manquent
à la culture dans les trois quarts du globe. Aujourd'hui,
dans la Turquie, dans la Perse, au Brésil et dans les deux
cents colonies établies par les Européens dans les quatre
parties du monde, on fait de grands sacrifices pour avoir
des cultivateurs chinois.

Je conclus que les économistes sont des sophistes abo-
minables, en prêchant le système du petit nombre d'enfants.

Je conclus qu'un sage gouvernement doit les punir sévèrement au lieu de les honorer.

Réflexion.

Aujourd'hui, en Espagne, la cherté des vivres cause des
troubles et des espèces de révolutions, parce que les bras
manquent à la culture. Aujourd'hui, on ne cultive en Espagne
que la moitié des terres qui étaient cultivées du temps de
Jules César, parce que le gouvernement espagnol opprime

les cultivateurs au lieu de les protéger ; parce que le gouvernement espagnol accorde aux couvents et aux prêtres des priviléges trop grands ; parce que le gouvernement espagnol favorise les ouvriers qui travaillent pour le luxe. Que le gouvernement espagnol honore et protége les cultivateurs, alors les terres incultes seront couvertes de moissons et le fléau de la famine cessera d'inquiéter les Espagnols.

Je conclus que le petit nombre des cultivateurs est la grande cause de la famine de l'Espagne.

Je conclus que le manque de cultivateurs en France est la vraie cause des récoltes insuffisantes à la consommation de la France.

Je conclus que les économistes sont des impertinents, lorsqu'ils enseignent que la France est trop peuplée.

A Clermont-Ferrand, les doctrines des économistes sont une cause de dépopulation : des hommes lettrés osent même dire que le système du petit nombre d'enfants est sagesse, et qu'une population excessive est le fléau des empires. Les économistes sont de vrais radoteurs. En France, le paupérisme n'est aucunement le résultat du grand nombre des habitants, puisque les bras manquent à la culture. Si les économistes enseignaient que le petit nombre des cultivateurs est une cause de famine en France, ils prêcheraient des vérités.

SECONDE CAUSE DE LA DÉPOPULATION DE PARIS.

Le luxe est une grande cause de dépopulation dans notre capitale. Plusieurs économistes et M. de Lamartine osent enseigner que le luxe est un remède contre le paupérisme, ce qui est une erreur monstrueuse. « Où faut-il aller, dit

» Machiavel, pour trouver des idées fausses? Il faut aller
» parmi les hommes qui ont étudié. » Lorsque M. de Lamartine a placé le luxe au nombre des remèdes du paupérisme, il a enseigné le plus grand des mensonges; il est
possible que le luxe soit la plus grande cause du paupérisme.

A Clermont-Ferrand, les trois quarts des familles sont
dans les dettes pour le luxe. Il est certain et très-certain
que le luxe ruine toutes les maisons médiocres. Il est certain
et très-certain que les habitants de Clermont sont ruinés par
le luxe, et ils se croient accablés, lorsqu'ils ont deux enfants
à élever.

J'éprouve un sensible plaisir en annonçant aux législateurs que toutes les classes condamnent le luxe effrayant
de Clermont, et que toutes les classes font des vœux pour
que le monstre qu'on appelle luxe, soit réprimé par de sages
lois. J'exhorte nos législateurs à se persuader que le luxe est
un des grands fléaux des empires; qu'il est une grande
cause de paupérisme; qu'il est une grande cause de dépopulation, qu'il est une grande source de crimes.

J'exhorte nos législateurs à se persuader que le luxe est
la plus grande extravagance de l'esprit humain, et qu'il ré-
duit au désespoir un grand nombre de familles en les ruinant
et en les empêchant de manger du pain.

Que doivent faire les législateurs de la France et de l'Europe pour réprimer le monstre qu'on appelle luxe? Le code
pénal de la Chine est un parfait modèle. Lorsqu'une man-
darine a dépassé le luxe toléré par les lois, elle est citée
devant un magistrat; si elle est convaincue d'avoir dépassé le luxe permis par les lois, le bourreau l'attache à
une colonne, et il lui applique des coups de fouet. La sévérité des lois chinoises nous paraît appartenir à la barbarie;
mais cette sévérité a été sanctionnée par cent philosophes

du premier ordre , et cette sévérité est sagesse. Plusieurs législateurs européens ont entrepris de réprimer le luxe avec des lois faibles , et ils n'ont jamais réussi. Le luxe est une passion très-forte chez les femmes, et les passions des hommes ne peuvent être réprimées que par des lois terribles.

La Chine est le pays le plus riche de l'univers ; il faut vous persuader que la loi qui réprime le luxe avec sévérité , est une des causes de la richesse des Chinois.

TROISIÈME CAUSE DE LA DÉPOPULATION DE PARIS.

Les tubercules pulmonaires déciment la population parisienne. La respiration d'un air humide , l'insalubrité des maisons , l'encombrement , la respiration d'un air qui a été respiré cent fois, sont les causes qui rendent la phthisie endémique dans notre capitale.

Que doivent faire nos législateurs pour préserver les Parisiens du fléau de la phthisie pulmonaire ? Il y a beaucoup à faire ; nos législateurs doivent prendre le code chinois pour modèle. Les législateurs ont délivré la population chinoise du monstre qu'on appelle luxe, en lui opposant des lois sévères ; les législateurs français préserveront la population parisienne du fléau des tubercules pulmonaires, en imposant des lois sages et sévères aux causes des tubercules.

Assainissement des maisons de Paris.

Lorsque quatre ailes de bâtiments entourent une petite cour avec un seul passage, la maison est malsaine, parce que l'air de la cour ne se renouvelle point. Il arrive que les locataires de cette maison qui reçoivent leur air de cette cour, respirent un air qui a été respiré cent fois, ce qui inocule les tubercules dans les poumons les plus sains et chez lesquels il n'y a aucune prédisposition héréditaire.

Pour assainir ces maisons, il faut convertir en terrasse une fenêtre seulement de chaque étage du côté de la rue. Cette terrasse donnera passage à l'air qui renouvellera celui de la cour. Cette petite terrasse donnera du jour à la cour et rendra un double service.

A Clermont-Ferrand, les tubercules ne sont pas endémiques autant qu'à Paris, parce que les Parisiens respirent un air plus humide que les habitants de Clermont; parce que les maisons ne sont pas aussi malsaines que celles de la capitale, et parce que l'encombrement n'est pas aussi grand à Clermont qu'à Paris.

Objection.

J'enseigne que la respiration d'un air humide est une grande cause de la phthisie pulmonaire. Mes lecteurs pourront me faire cette objection : Comment est-il possible que l'eau, qui nous est si salutaire lorsque nous la buvons, nous est si funeste lorsque nous la respirons? C'est un secret de la nature; l'air poudreux qu'on respire en Egypte, dans le Sahara, dans la Palestine, dans l'Arabie, ne produit aucune maladie du poumon, et l'air humide qu'on respire à Paris, à Londres, à Genève, à Marseille, produit toutes les maladies dévastatrices de la poitrine. J'enseigne que la respiration d'un air humide est la cause la plus grande du croup, des tubercules, des pneumonies, sans en donner raison. J'enseigne que la morve du cheval n'est pas connue en Egypte, dans le Sahara, dans l'Arabie, dans la Palestine, où les hommes et les animaux respirent un air poudreux; et j'enseigne que la morve du cheval fait des ra-

vages à Paris, en France et en Europe, où les chevaux
respirent un air humide, sans en donner raison. J'enseigne
que le pigeon est peu sujet aux maladies épidémiques,
parce qu'il respire un air sec, et j'enseigne que les poules
sont souvent détruites par les maladies épidémiques, parce
qu'elles respirent un air humide ; je n'en donne pas raison. J'enseigne que les hommes et les animaux qui vivent
dans le Sahara ne connaissent point les maladies qui ra-
vagent la France. Je conclus que la respiration d'un air
poudreux n'est pas aussi funeste que la respiration d'un air
humide.

QUATRIÈME CAUSE DE LA DÉPOPULATION DE PARIS.

Le mal vénérien est une grande cause de la dépopulation de notre capitale. Ce méchant mal est une cause de
dépopulation à Clermont-Ferrand ; vingt hommes sur cent,
à Clermont, périssent, avant leur course naturelle, du mal
de Vénus. Des hommes robustes sont emportés par ce méchant mal à vingt ans, à trente ans, à quarante ans. Ce
méchant mal dépeuple un grand nombre des villes de l'Europe.

Quelles sont les causes des ravages du mal vénérien, et
quels sont les remèdes de ce fléau dévastateur ?

Les mauvaises lois, les mauvais législateurs de l'Europe, sont les causes des ravages du mauvais mal. Les lois
qui protègent la pudicité des deux sexes sont loin et très-
loin d'être protectrices. Les philosophes du premier ordre
enseignent que les attentats à la pudeur, dans certains cas,
doivent être punis par la peine capitale. Les druides, célèbres législateurs de nos ancêtres, faisaient brûler les

femmes impudiques. Chez les Mexicains, les femmes impudiques étaient immolées, pour apaiser les dieux offensés. Aujourd'hui, les adultères sont déclarés esclaves de l'Etat dans la Chine. Dans l'empire de Turquie, les femmes adultères sont sacrifiées.

Quant à moi, j'ai vu des collégiens raccrocher; j'ai vu des bourgeois raccrocher; j'ai vu des militaires raccrocher; j'ai vu des femmes raccrocher. Aux grands désordres, aux grands crimes, il faut opposer de grands remèdes. Les raccrocheurs des deux sexes sont coupables d'un attentat à la pudeur et ils doivent être condamnés aux travaux forcés. A Paris, une fille publique raccroche sans rien dire, en se pavanant sur les trottoirs. A Paris, une fille publique raccroche en lançant sur les passants des regards impudiques. A Paris, les filles publiques sont homicides, en corrompant par leurs scandales les enfants âgés de huit ans.

RÉSUMÉ.

Londres, Marseille, Clermont-Ferrand, commettent les dix fautes colossales que je reproche à Paris.

Constantinople commet contre l'hygiène deux fautes de moins que la ville de Paris. A Constantinople, les lois pénales protégent la population contre les falsificateurs des aliments et contre les ravages des filles publiques.

La ville de Pékin commet contre l'hygiène deux fautes de moins que Londres et Paris. Les falsificateurs des aliments et les femmes impudiques sont réprimés par des lois sages et sévères.

Mexico et Rio-Janeiro, Madrid, Lisbonne, commettent les dix fautes capitales que je reproche à Londres et à Paris. Le mal vénérien dépeuple le Mexique et le Brésil, et les lois, faibles et cruelles, sont indulgentes envers les femmes impudiques et les falsificateurs.

La ville de Rome commet contre l'hygiène les dix fautes colossales que je reproche à notre capitale. Le mal vénérien est une grande ressource à Rome pour les médecins et les pharmaciens.

Lyon et Genève commettent contre l'hygiène les dix fautes que je reproche à notre capitale; mais notre capitale viole l'hygiène sur une plus large échelle que Lyon et Genève. Il n'y a pas longtemps que les filles publiques sont tolérées à Genève, et cependant la population se plaint de leurs ravages. La population de Genève est persuadée que les tubercules pulmonaires qui enlèvent un grand nombre de jeunes gens, sont produits par le libertinage. Les habitants de Genève sont dans l'erreur; leurs poitrinaires doivent leurs maladies à la respiration d'un air humide et à la respiration d'un air qui a été respiré cent fois.

En Egypte, dans la Palestine, dans l'Arabie, il y a des libertins comme à Genève, et il n'y a point de poitrinaires, parce que dans ces pays les hommes respirent un air sec; les poitrinaires sont nombreux à Genève, parce qu'on y respire un air humide.

Que doit faire la ville de Genève pour préserver les habitants des tubercules et des maladies épidémiques?

Il faut supprimer les impasses, ouvrir les rues à tous les vents, assainir les maisons, empêcher l'encombrement dans les habitations malsaines. Les autorités de Genève doivent se persuader que les pauvres, peu pourvus de linge et entassés dans leurs logements, corrompent l'air des villes et sont des causes du choléra, de la peste, du typhus et de la fièvre jaune, et des tubercules pulmonaires.

Clermont, Typ. Ferd. Thibaud.

STATISTIQUE DE L'UNIVERS.

Partout où il y a de l'argent, il y a des juifs, des banquiers, des traitants et des marchands.

Partout où il y a de l'argent, il y a des médecins, des opérateurs et des remèdes spécifiques.

Partout où il y a de l'argent, il y a des prêtres, des maîtres d'écoles, des écrivains et des professeurs.

Partout où il y a de l'argent, il y a des jurisconsultes, des huissiers, des avoués, des receveurs.

Partout où il y a de l'argent, il y a des coiffeurs, des parfumeurs, des horlogers, des bijoutiers.

Partout où il y a de l'argent, il y a des restaurateurs, des tapissiers, des limonadiers.

Partout où il y a de l'argent, il y a des baladins, des joueurs de flûte, des danseuses, des modistes.

Mais partout où il y a de l'argent, il n'y a pas toujours des laboureurs et des pionniers.

Ce tableau pittoresque du globe renferme, pour les législateurs, une grande leçon. Ce tableau apprend que l'insuffisance des cultivateurs est la vraie cause de la famine qui désole les nations, qui enfante les grèves, les troubles et les révolutions.

SOMMAIRE.

La ville de Paris commet une faute colossale contre l'hygiène en tolérant les impasses, les maisons homicides et l'encombrement.

La ville de Paris, en tolérant la prostitution, commet une faute colossale.

La ville de Paris commet une faute colossale contre l'hygiène en punissant les falsificateurs des aliments avec une coupable indulgence.

La ville de Paris commet une faute en arrosant les principales rues.

La ville de Paris commet une faute en laissant couler dans les rues les eaux ménagères et les urines.

Paris commet une faute en exposant au soleil les immondices de la ville,

Paris fait une faute en tolérant les corsets et les pantalons des jeunes filles.

La ville de Paris fait une faute en lavant les enfants avec de l'eau tiède.

Les nouveaux nés de Paris doivent être allaités par des chèvres ou des ânesses,

Les étables de Paris sont aussi malsaines que les maisons.

Quatre causes de la dépopulation de Paris.